COMMENT ON SE DÉFEND

DE

LA FOLIE

LA LUTTE POUR LA RAISON

PAR

Le Dr FOVEAU DE COURMELLES

LAURÉAT DE L'ACADÉMIE DE MÉDECINE
LICENCIÉ ÈS-SCIENCES PHYSIQUES, ÈS-SCIENCES NATURELLES, EN DROIT
PROFESSEUR LIBRE D'ÉLECTROTHÉRAPIE ET DE RADIOGRAPHIE

Prix : 1 franc

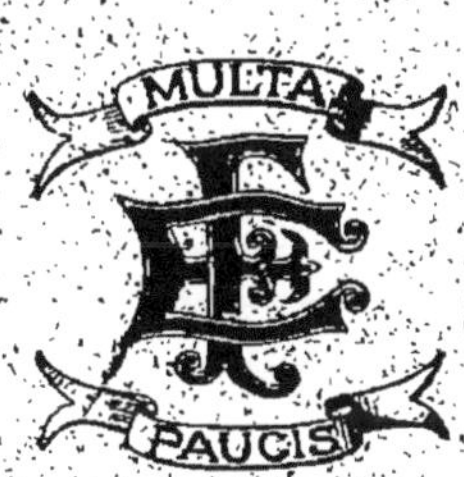

PARIS

ÉDITION MÉDICALE FRANÇAISE
29, RUE DE SEINE, 29

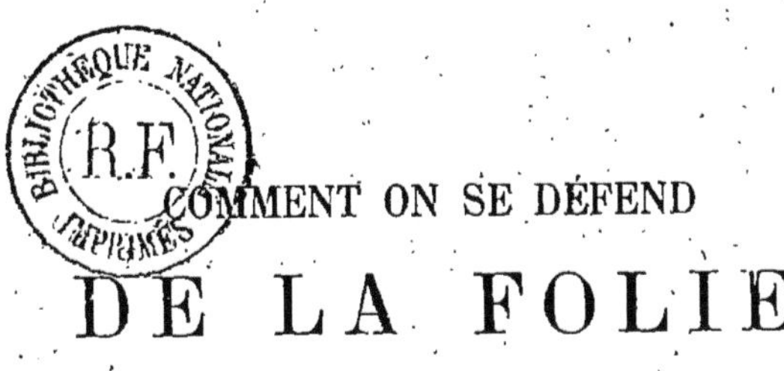

COMMENT ON SE DÉFEND

DE LA FOLIE

(La Lutte pour la raison)

OUVRAGES DU Dr FOVEAU DE COURMELLES

La Peur, la Pauvreté, broch., 32 p., in-12, 1886.
La Vaginite et son traitement, 104 p., in-8°, 1888.
Le Magnétisme devant la loi, 50 p., in-8° illust. 1889.
Les facultés mentales des Animaux, 352 p., in-12° illust.,
1890.
L'Hypnotisme, 330 p. in-12°, 1890.
Précis d'Electricité Médicale, 250 p. in-16 illust., 1891.
L'Esprit et l'Ame des Plantes, 32 p. in-8°, 1893.
L'Hygiène à Table, 230 p. in-12, 1834.
Hygiène des voies génito-urinaires, 180 p., in-12, 1894.
L'Electricité Médicale au XIX° siècle, 32 p. in-12, 1895.
L'Electricité curative, 420 p., in-12 illust., 1895.
Nouveau précis d'Electricité Médicale, 600 p., in-8° illust.,
1896.
Traité de Radiographie, 500 p. in-8° illust., 1897.
Electricité Médicale, 32 p. in-8°, 1898.
L'ozonoscopie, 25 p. in-8°, 1898.
Bi-Electrolyse et Pyrogalvanie, 24 p. in-8° 1898.
Les Rayons X en pathologie infantile, 32 p. in-8° illust.
1899.
L'esprit scientifique contemporain, 418 p. in-8°, 1899.
Osmose et Bi-Electrolyse, 20 p. in-8° illust., 1899.
L'Electroscopie, 20 p. in-8°, 1900.
Formulaire électrothérapique, 230 p., in-16°, 1900.
L'Electricité et ses applications, 195 p. in-12° illust. 1900.
Vin. Alcool. Hygiène, 40 p. in-4°, 1900.
Comment on se défend de la Neurasthénie, 50 p. in-8° illust.
1900.
L'Armée Électrique, Électrothérapique et Radiographique,
1 vol. in-12, 320 p., 1901.

COMMENT ON SE DÉFEND

DE

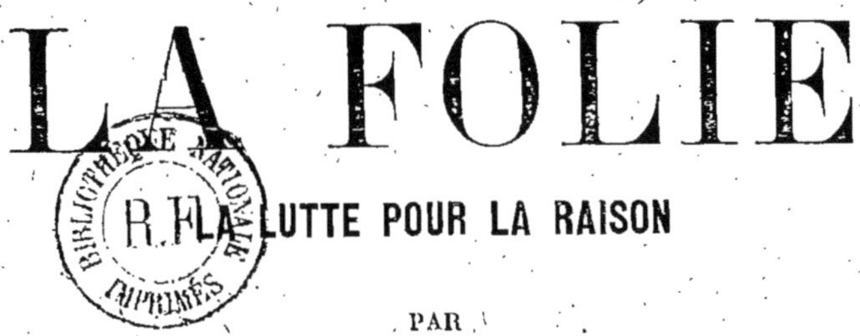

LA FOLIE

LUTTE POUR LA RAISON

PAR

Le Dr FOVEAU DE COURMELLES

LAURÉAT DE L'ACADÉMIE DE MÉDECINE
LICENCIÉ ÈS-SCIENCES PHYSIQUES, ÈS-SCIENCES NATURELLES, EN DROIT
PROFESSEUR LIBRE D'ÉLECTROTHÉRAPIE ET DE RADIOGRAPHIE

Prix : 1 franc

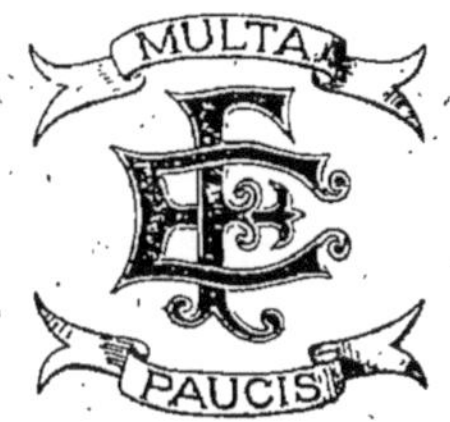

PARIS

L'ÉDITION MÉDICALE FRANÇAISE
29, RUE DE SEINE, 29

Tous droits reservés

AVANT-PROPOS

—

Comment on se défend de la Folie intéresse
d'autant plus l'humanité actuelle, qu'elle y
devient plus sujette et qu'elle peut s'en
guérir plus facilement. Ne dit-on et n'écrit-
on pas couramment, aujourd'hui, que la
folie est la maladie la plus fréquente, la
plus contagieuse, la plus progressive; que
la moitié des habitants de la Terre — et
on n'est pas fixé exactement sur laquelle —
pourrait et devrait enfermer l'autre ! Ce
n'est plus la Bastille qui nous menace,
répondent les adversaires de cette généra-
lisation de la folie, mais la maison de
santé : il suffit de gêner quelqu'un pour
être taxé de fou et enfermé ! A mon sens,
les uns et les autres ont tort ; la folie,
pour progressive qu'elle nous apparaisse,
ne nous semble pas sensiblement l'être
plus qu'autrefois, et encore a-t-elle de bonnes raisons de le devenir par suite des
surmenages de toutes sortes qui l'acca-

blent, mais ce qui est sûr, c'est qu'on
enferme aujourd'hui de malheureux déments, alors qu'autrefois, sous le nom de
possédés du démon, de convulsionnaires, on
les laissait librement circuler ; d'autre part,
pour ceux qui nient la folie, on peut fort
justement leur répondre que l'aliénation
mentale n'est pas l'incohérence de tous les
actes pendant vingt-quatre heures par jour,
qu'elle présente des accalmies plus ou
moins longues. plus ou moins fréquentes,
comme dans toutes les maladies ; pas plus
qu'un typhique n'est fébrile jour et nuit,
pas plus un dément n'est incoordonné tout
le temps. Les alternatives de raison et de
déraison qui caractérisent le fou, rendent
le diagnostic souvent difficile, et si les
proches ne courent aucun danger et ne
s'en émeuvent point, le dément, considéré
comme un être raisonnable « un peu ori-
ginal », ajoute-t-on souvent, va, vient, cir-
cule, agit, parle... Il ne figurera point en
les statistiques des aliénés ; il n'y figurait
pas davantage, mais moins encore même,
jadis ! L'ouvrier, alcoolique ou non, peut
être également frappé de folie, mais s'il
continue de travailler, indispensable aux

siens, privé de fortune et de relations pouvant aider à son internement, il continuera
d'aller, de venir... Lui aussi ne sera pas
nombré parmi les déments.

On ne s'imagine pas la force de volonté
de certains aliénés pour rester raisonna-
bles et normaux des heures entières, quand
ils sentent leur sécurité menacée : et j'ai
eu l'occasion, l'ayant retenue en examen,
de constater que dix heures durant, une
persécutée resta normale... et elle se dé-
dommagea après !

Ancien externe du Dr J. Luys, l'éminent
aliéniste, j'ai eu l'occasion de voir, tant dans
son service de l'Hôpital de la Charité à Pa-
ris, qu'en sa maison de santé, ou à la Sal-
pétrière, ou dans mes nombreuses visites
aux asiles francais, aux colonies belgse d'a-
liénés, dans ma clientéle, un assez grand
nombre de fous, à toutes les périodes de la
démence. Très souvent on amène au neuro-
pathologiste, *un* ou *une* malade « atteinte
d'une affection nerveuse », raconte l'entourage. A l'interrogatoire, on vous répond
qu'il n'y a jamais eu d'attaques nerveuses,
ni de fous dans la famille, que l'individu était
bien portant, mais qn'il était parfois singu-

lier, bizarre..., colère..., courait après sa femme avec un couteau, plusieurs fois.., la scène s'est passée à la campagne, personne n'y a attaché d'importance...

Si le médecin parle alors de folie, on se récrie violemment, ce n'était pas du tout pour cela qu'on vient consulter, les nerfs seuls sont malades... Examine-t-on alors la sensibilité, on la trouve souvent disparue comme dans l'hystérie, et si vous percez la peau avec une épingle, le patient ne manifeste nulle douleur. Ce stigmate qui n'a évidemment rien de pathognomonique, frappe souvent l'entourage, bien plus que tous les raisonnements médicaux : il semble, que ce soit là une transformation d'un ancien préjugé sur les anciennes possédées du démon qui les faisait brûler — de pauvres hystériques le plus souvent ! — lorsqu'on trouvait sur leur corps ces traces d'insensibilité. Aujourd'hui, cette aperception douloureuse devient facilement pour le vulgaire un symptôme de folie !...

La démence n'est pas toujours nettement caractérisée ; elle est souvent bien difficile à diagnostiquer, elle a, comme toutes les affections morbides, un début, une marche progressive et un dénouement : guérison ou mort ! L'apogée est évidemment facile à déceler, mais si elle a encore un intérêt thérapeutique — souvent limité, il est alors trop tard — il n'en est pas de même du début, souvent impossible ou à peu près à reconnaître *nécessitant parfois de longues heures d'examen* et de vie près du malade. C'est alors une sorte de combat de patience et de ruse, eutre celui-ci qui ignore ou connaît son état, craint l'internement ou ne sait où l'on veut en venir, et le praticien. Tout l'intérêt est alors dans le diagnostic, car la thérapeutique, puissante et efficace à cette époque de la maladie, pourra agir. L'hygiène aura aussi à intervenir pour soustraire le malade à ses causes de débilité mentale. C'est en procédant à temps, c'est en connaissant bien les causes et les phénomènes de la folie, qu'on en arrêtera les progrès et qu'on en multipliera les guérisons ! Ce n'est pas là une utopie, la cure de la folie prise à temps, devient de plus en plus fréquente et rapide.

COMMENT ON SE DÉFEND
DE LA FOLIE

(La Lutte pour la raison)

1

Les causes et la pathogénie de la folie

HÉRÉDITÉ ET CONTAGION

L'hérédité est aujourd'hui la cause pathogéni-
que la plus invoquée. Nous avons dit, dans *Comment on se défend de la neurasthénie*, comment, à
notre avis, on confondait souvent la contagion et
l'hérédité. Celle-ci, ainsi que cela est prouvé, n'a
heureusement rien de fatal, mais c'est évidemment une menace, un avertissement. Il faudra
prendre certaines précautions pour l'enfant issu
d'une lignée douteuse, et, pour lui, la contagion
des siens, l'existence avec ceux qui l'ont conta-
miné, sera plus dangereuse encore que pour
d'autres. En admettant l'évolution lente, progressive de la folie dans le cerveau humain, la
difficulté de savoir l'apparition exacte de la ma-

ladie, on ne peut cependant légitimement conclure de ce que le père et le fils, par exemple, deviennent fous, que l'un, l'ascendant, est fatalement la cause de la lésion cérébrale de l'autre, du descendant. Les même causes ou l'existence en commun ont pu produire les mêmes phénomènes sur des cerveaux conformés ou vibrant à l'unisson ; tels, les faits de la folie à deux, du mari et de la femme, et qui peut s'étendre aux enfants.

Pour fréquentes que soient les *lacunes de l'hérédité*, plus fréquentes même qu'elles n'apparaissent, il ne s'en suit point qu'il n'en faille tenir aucun compte ; comme les caractères physiques de l'individu qui rayonnent et réagissent sur sa progéniture, les caractères moraux s'imprègnent de même et peuvent ensuite s'accentuer, se transformer, par l'instinct d'imitation de l'enfant, joint à ses acquisitions propres. L'hérédité est d'ailleurs multiple ; à la première génération, elle comprend le père et la mère, à la seconde, quatre ascendants de plus, à la troisième huit encore, ce qui fait, pour trois générations, quatorze individus ayant pu léguer ou combattre leurs tares réciproques, ce qui complique encore le problème. De là, pour les auteurs, la différence des influences héréditaires, les apparences polymorphes. Un individu halluciné n'engendrera donc pas forcément un halluciné identique à lui-même, mais souvent un épileptique, un hystérique. S'il s'agit d'un alcoolique, maladie actuellement trop fréquente il est vrai, mais bien souvent et systématiquement incriminée, il aura, comme descendance, un fou, un dégénéré et parfois... un homme de génie (Kovalewsky), ce qui est identique, dit Lombroso.

L'état des générateurs, au moment de la procréation, n'est pas assez souvent étudié ; bien difficile, d'ailleurs, est-il à élucider. Quand on vient consulter le médecin pour des troubles mentaux, il y a déjà de longues années que l'événement s'est passé, que l'enfant, le malade même est né, et les interrogations risquent de rester sans réponse. Cependant, il est des cas où un fait important dans la vie des familles, s'est passé, un mariage, un baptême... et l'on sait que le patient en est le produit. La vie de la mère, pendant ses neuf mois de gestation, est aussi très importante, quoiqu'aussi difficile à connaître ; puis la vie infantile, ses secousses et ses heurts...

Et c'est cela qu'il faudrait savoir, pour bien délimiter l'hérédité.

Quoi qu'il en soit, la folie semble, en certains cas, préparée de longue date, dès la vie embryonnaire et fatale. Le conflit fécondant lui a donné des germes latents. Et ces germes, ces causes du début de la vie, agissant mystérieusement, lentement, créeront des zones cérébrales de moindre résistance. Comme pour la neurasthénie, mais combien plus terrible, la sensibilité psychique ébranlée, minée, est-elle victime d'un choc, d'un heurt, d'une excitation extérieure, que le cerveau succombe, que la raison disparaît. Le mal s'incruste, persiste, cède, disparaît, à des alternatives diverses. Ce sont alors les idées fixes, les obsessions, les vésanies, les psychoses... Toutes ne nécessitent pas l'internement, il s'en faut, sinon ce livre, qui ne s'adresse pas aux aliénistes, serait inutile. Beaucoup de ces formes mentales déviées voisinent avec la neurasthénie ou s'y superposent et sont passibles des mêmes traitements.

Beaucoup de ces individus sont considérés comme des originaux et vivent sur les limites, si difficiles à tracer, de la raison et de la folie; ce sont souvent des hommes supérieurs, des épileptiques larvés, au dire de Lombroso et de son école, mais ils présentent de l'automatisme partiel des facultés, des manies bizarres dont ils reconnaissent l'inertie et l'impossibilité qu'ils ont de s'y soustraire... L'hérédité, ou mieux la contagion, les domine. C'est que la contagion nerveuse ou mentale, pour le prédisposé, est en quelque sorte permanente; les déséquilibrés sont nombreux, on les heurte, on les coudoie, on vit avec eux et si l'idyosynérasie habituelle provenant de prédisposition héréditaire s'y ajoute, on aura un terrain préparé pour l'effondrement complet, progressif ou soudain, à la moindre catastrophe !

L'explosion de la folie ne pourrait pas être instantanée, d'après Luys, par exemple ; pour lui, c'est un processus héréditaire en évolution qui éclate ; la paralysie générale serait dans le même cas, au contraire de Régis, qui a longuement étudié la question et n'a constaté aucun cas de transmission aux enfants, de cette maladie.

CAUSES DE LA FOLIE

Mais n'admettre que l'hérédité, ce n'est que reculer le problème, car il faut toujours bien un premier cas ; aussi, même les partisans les plus obstinés de l'hérédité, admettent-ils d'autres causes et des folies acquises.

Les maladies cérébrales provenant de surmenage intellectuel prolongé, ou de surmenage mental par suite d'émotions trop intenses et trop prolongées, de traumatismes psychiques violents ou répétés, amènent la folie,

C'est qu'en effet, le cerveau humain reçoit, perçoit, emmagasine ou transforme toutes les perceptions, toutes les sensations ; il subit toutes les fatigues, il produit tous les efforts : quand tout est coordonné, modéré, tout va bien. Mais si l'individu est violent, par exemple, les colères sont répétées et produisent des zones congestives, hyperexcitées, aux dépens d'autres, anémiées, déprimées ; les vaisseaux reçoivent, d'afflux instantanés de sang, de véritables chocs qui les dilatent, qui en affaiblissent par suite les parois ; les émotions font de même si elles se reproduisent trop souvent. C'est un travail physique exagéré qui s'accomplit là, dans le cerveau, le surmène, le courbature, le désorganise... Le cerveau ressemble au muscle endolori par trop de fatigue et dont la gaîne tendineuse s'enflamme. Le cerveau répercute tout, s'affaissant après l'excitation et pouvant être annihilé dans certaines de ses zones, après des excès de travail ou des traumatismes moraux : les régions intellectuelles correspondantes sont désormais en désordre, c'est la folie.

Pour la paralysie générale, on l'attribue souvent à la syphilis, par des gommes tertiaires dans l'écorce cérébrale, mais nous ne croyons pas que ce soit la seule cause et nous pensons qu'il y a d'autres éléments adjuvants, de l'ordre précédent, se produisant sur un terrain affaibli.

II

L'encéphale

ANATOMIE NORMALE ET PATHOLOGIQUE

Le cerveau est le champ de bataille de toutes les fatigues, des tempêtes sous les crânes ! Rappelons rapidement sa texture : La *cellule* est toujours l'élément primordial avec ses ramifications amœboïdes qui s'étendent à droite, à gauche, en avant, en arrière, pour prendre contact avec des cellules semblables ; ceux-ci rappellent la *continuité* des neurones, notion nouvellement admise et opposée à la *contiguïté* des filets nerveux aujourd'hui rejetés. On comprend généralement sous le nom de cerveau tout le contenu de la boîte crânienne, *l'encéphale* qui se subdivise *en cerveau proprement dit, cervelet bulbe, protubérance, moelle allongée.* Toutes ces régions, d'après J. Luys, contrairement à l'avis de maints auteurs, participeraient aux lésions de la folie.

Le cerveau, enveloppé de ses *méninges*, est formé de circonvolutions très nombreuses dans l'espèce

2

humaine, sauf chez certains idiots et hydrocépha-
les où le cerveau est presque lisse. La *substance
grise*, renfermant les cellules, constitue l'*écorce
cérébrale*, c'est en elle qu'on a placé les localisations cérébrales. On sait en effet que si, en ces
régions se produit par exemple, une hémorragie
cérébrale empêchant ou neutralisant l'innervation
qui en émane, la région correspondante ne fonc-
tionne pas, d'où l'aphasie, la locomotion suppri-
mée...

Aussi les aliénistes-anatomistes, et ils sont rares,
recherchent-ils avec soin à l'autopsie, les lésions
coïncidant avec les désordres observés du vivant
des individus ; il ont pu en tirer quelques conclu-
sions utiles.

Les délirants tranquilles ont leur substance
grise altérée et devenue blanc jaunâtre, par
dégénérescence granulo-graisseuse des cellules.
Si la démence est ancienne, on trouvera des atro-
phies localisées ; parfois un hémisphère entier est
pris. Des persécutés ont montré de l'épaississement
de l'opacité et de l'adhérence des méninges, des
vastes foyers hémorragiques dans la protubérance
ou disséminés dans le cerveau.

Des circonvolutions partent des fibres nerveuses
s'entrecroisant parfois avant d'aller à des organes
pairs ; elles forment alors un *chiasma*, tel celui
des nerfs optiques qui va aux yeux.

Le *cervelet* ou petit cerveau, situé en arrière et
au-dessous du cerveau, repose sur l'os occipital.

Comme chacun des lobes du cerveau, il présente une partie creuse appelée *ventricule*.

L'*isthme de l'encéphale* relie le cerveau et le cervelet à la moelle épinière contenue dans le rachis. on y trouve des pédoncules cérébraux et cérébelleux qui les relient, constituant la *protubérance annulaire*. Le *bulbe rachidien*, formé des substances blanche et grise contient les cordons de la moelle.

PHYSIOLOGIE

Les fonctions du cerveau, perturbées dans la folie, sont utiles à indiquer. Le cerveau est insensible ; excisé, incisé, brûlé chez l'animal, il ne produit aucune réaction, aucun mouvement ; chez l'homme, à la suite d'accidents, on a fait les mêmes constatations. Si on enlève les hémisphères cérébraux, l'animal semble plongé dans un sommeil profond, anéanti ; si on l'excite, on provoque des réflexes ; l'animal marche sans pouvoir se diriger, se heurtant à tout. L'action du cerveau sur les mouvements volontaires est croisée : l'hémisphère droit commande aux mouvements du côté gauche et réciproquement par le fait de l'entrecroisement des fibres nerveuses motrices dans la moelle, le bulbe et la protubérance annulaire. Un seul hémisphère cérébral suffit quelquefois à l'accomplissement des fonctions du cerveau, témoin, l'illustre Bichat qui avait un hémisphère atrophié, presque détruit.

Les autres parties du cerveau sont le *trigone, la cloison transparente, la glande pinéale* — où Descartes logeait l'âme, on ne sait trop pourquoi ! — la *couche optique*, les *corps striés*.

Quant à la *localisation des centres de perception et des fonctions cérébrales*, la *phrénologie* de Gall, Spurzheim, Lavater, où les *bosses*, les saillies des os crâniens, désignaient la mémoire, le crime, la bonté, rien n'est moins démontré, puisqu'à ces bosses extérieures ne correspond rien de réel sur le cerveau.

CIRCONVOLUTIONS CÉRÉBRALES

On est plus avancé pour les *circonvolutions céré-brales* dont la substance grise a des zones bien différenciées quant aux fonctions de l'être, Enlève-t-on à un animal les hémisphères cérébraux sans léser la protubérance, l'animal continue à vivre, il voit, entend, sent les odeurs et les saveurs, à les sensations du toucher, mais n'a plus ni mémoire, ni volonté, ni jugement ; excité il ne cherche pas à fuir, cependant on constate qu'il sent, voit et entend, car il crie si on l'irrite, suit des yeux une lumière, lève la tête si l'on fait du bruit. Pathologiquement chez l'homme, si la substance grise corticale du cerveau est irritée, on a du délire, du coma, en un mot la perversion ou l'abolition des facultés intellectuelles, ce qui se produit aussi bien dans l'encéphalite aiguë que dans la méningo-encéphalite diffuse de la paralysie générale des aliénés.

Les lobes antérieurs du cerveau sont prédominants et très développés chez les races humaines supérieures dites à cause de cela, *races frontales*, par o pposition aux autres, où le derrière de la tête et son contenu, sont plus développés, d'où le nom de *races occipitales*, Les os du cerveau se forment plus ou moins tard, d'autant plus tard que le travail cérébral entretient en quelque sorte la souplesse des articulations crân iennes : l'effort cérébral se traduit en quelque sorte au dehors, aussi ne faut-il pas arrêter trop tôt une opinion sur la valeur intellectuelle définitive des enfants dont le développement est plus ou moins tardif.

Les *centres moteurs* ont été déterminés par l'action des courants électriques sur le cerveau : en 1870, MM. Fritsch et Hitzig ont remarqué qu'un courant traversant la tête de droite à gauche produisait des mouvements dans certains muscles des yeux. M. Hitzig renouvela l'expérience sur le cerveau, puis obtint ainsi des mouvements dans diverses parties du corps. D'autre part, l'*aphasie* ou abolition du langage, avait été remarquée comme coïncidant avec des lésions des lobes antérieurs (Bouillaud), avec une hémiplégie droite, d'où lésion du lobe antérieur du côté gauche (Dax), et enfin avec une altération de la troisième circonvolution frontale gauche (Broca). L'électricité a continué d'être le moyen de détermination des centres moteurs : dans le tiers supérieur de la circonvolution frontale ascendante et dans la moitié antérieure du lobule paracentral est le centre des mouvements du membre supérieur ; celui des membres inférieurs est dans la moitié de la circonvolution pariétale ascendante, dans la moitié postérieure du lobule paracentral et dans la partie antérieure de la circonvolution pariétale supérieure ; les mouvements de rotation de la tête et du cou, ont leur centre plus petit sur la racine de la première circonvolution frontale à 2 centimètres environ en avant du centre moteur du membre supérieur. Les muscles de la face qui trahissent les émotions si bien étudiées par l'*électrisation localisée* de Duchenne, de Boulogne, semblent résider, quant à leur centre, au-dessous du précédent, sur la racine de la deuxième circonvolution frontale à son insertion sur la frontale ascendante.

La substance grise, mais encore la substance blanche sous-jacente, possède la motricité.

M. Magnan a déterminé les rapports des divers centres psychiques (représentation des idées, perceptions auditives, gustation, olfaction, vue, toucher) de la zone motrice avec la troisième circonvolution frontale.

Tous ces territoires cérébraux sont irrigués,

reçoivent du sang, plus dans la veille et moins dans le sommeil, ce qui tient évidemment à l'action simultanée de la volonté et de la position du cerveau, mobile dans le liquide encéphalo-rachidien et se déplaçant quelque peu avec le reste du corps, avec la circulation, la respiration.

Quant au *cervelet*, on y a localisé le *sensorium commune*, l'instinct de la propagation, le sens musculaire... sans être bien fixé à ce sujet. D'après Flourens, ce serait un organe coordonnateur des mouvements de locomotion et ses lésions expérimentales ont produit un grand désordre, une véritable ataxie de ces mouvements. Luys en fait une sorte de pile dont les pédoncules, fils conducteurs et rhéophores, porteraient au cerveau une énergie spéciale.

LÉSIONS ENCÉPHALIQUES.

Les *méninges*, enveloppes du cerveau, sont-elles enflammées, que le délire et le coma surviennent et peuvent durer comme chez les aliénés, avons-nous dit. La *commotion*, la *contusion* et la *compression* du cerveau à la suite des traumatismes, peuvent déterminer des troubles intellectuels, de l'aphasie ou la mort. La *congestion* n'attaque que momentanément l'intelligence. L'*hémorragie cérébrale*, avec ses différents degrés d'*apoplexie*, ne produit, si le malade n'en meurt pas, que des troubles peu durables. Le *ramollissement cérébral*, selon son siège, détermine la perte ou la diminution de la mémoire.

D'après Luys, dans un certain nombre de troubles phrénopathiques, à une certaine phase de leur évolution, ce sont des régions extra-cérébrales de la base de l'encéphale (cervelet, protubérance, bulbe), qui sont les agents provocateurs des troubles psychiques (dépressions mélancoliques, excitations maniaques). Les autres régions ne se prendraient qu'ensuite, et la paralysie générale peut exister sans aliénation. Le cervelet serait donc ainsi un second cerveau presque aussi important que le premier ; l'*excitation* et la *dépression* des mentaux en proviendraient et le cerveau n'en serait que l'agent transmetteur.

III

Evolution de la folie

Sous des influences diverses, la circulation cérébrale s'accélère, un point quelconque de la base de l'encéphale est trop irrigué, les cellules, sortes de piles locales, ont des courants trop forts, dans les tentacules cellulaires qui peuvent ainsi se mal diriger, sortir de leurs habitudes et prendre des contacts défectueux. La *contiguité* des neurones explique beaucoup mieux que la continuité des nerfs, les phénomènes de la vie normale et ceux de la folie. Suivant les territoires où se passent ces changements de direction des prolongements amœboïdes de la cellule nerveuse, on a des convulsions partielles, des mouvements choréiformes, des tics variés, le tout coïncidant avec un état psychique particulier. Si l'état hyperémique dure, se généralise, l'excitation monte, les régions automatiques suractivées, laissent de moins en moins de prise à la volonté et les mouvements incoordonnés s'exagèrent ; ce pendant que la personnalité du sujet subsiste, qu'il se voit, qu'il se sent être un champ de bataille où il est impuissant, qu'il accomplit des actes qu'il regrette, parle inconsidérément, il *se sent devenir fou*.

D'autres fois, il a, comme dans l'épilepsie, mais sans les attaques convulsives et avec toute sa conscience, des impulsions homicides auxquelles il résiste longtemps, parfois toujours J'ai été autrefois consulté par un honorable professeur de l'enseignement secondaire qui avait la nuit, des envies folles de tuer son fils, un enfant de cinq ans qu'il adorait. Il en est qui ne présentent que des bizarreries de caractère, des tendances violentes et qui cependant, accomplissant très bien tous les actes de la vie ordinaire, gèrent bien leurs affaires ; dans un cas de ce genre observé par Lasègue et Luys, on trouva à l'autopsie, une tumeur fibreuse du volume d'une noisette au niveau de la protubérance et rien dans le cerveau.

La surexcitation, qui sera bientôt suivie d'atonie et de dépression, et qui coïncide avec une période cérébrale brillante, l'apogée de la vie intellectuelle, se trouve souvent dans la paralysie générale au début. Certaines vésanies semblables en cela à l'ivresse, la présentent aussi.

Quand l'aberration se généralise, le cervelet — d'après la théorie que nous envisageons — propage ses lésions au cerveau, il l'envahit, les régions psychiques et intellectuelles se prennent : les conceptions délirantes, incohérentes et automatiques se succèdent, et peu à peu la conscience éteinte, annihilée, disparaît.

D'autres fois, c'est le défaut de circulation qui se produit, l'ischémie ; le défaut d'irrigation du sommeil a lieu, même dans la veille, la pile humaine cellulaire est épuisée ou trop faiblement chargée, l'appareil ne sonne plus ou si peu, c'est la *dépression*. Le sang est arrêté au loin, soit par un spasme des vaisseaux, soit par la dégénérescence de leurs parois : la pression sanguine est trop faible. L'individu se sent alors faible, sans énergie, asthénique, *neurasthénique* au sens banal du mot, ce qui peut d'ailleurs coïncider avec la vraie neurasthénie. L'inactivité, l'inertie, la tristesse s'emparent du patient, il éprouve la sensation de sa déchéance, amoindri, découragé, annihilé, il prend la vie en horreur, et songe à se suicider. La personnalité consciente subsiste là encore. Le mélancolique, l'hypochondriaque, le lypémaniaque, ainsi se nomment ces divers vésaniques tristes, sentent leur état et en souffrent, ils raisonnent leur situation, voudraient vouloir, mais ne peuvent; les neurones cérébraux se touchent encore, mais le courant ne va pas loin, le contact manque bientôt et nulle extériorisation de la volonté ne se peut produire.

Peu à peu, l'inertie des régions avoisinantes par défaut d'innervation, se traduit par des désordres, une sorte d'atrophie ; elles deviennent silencieuses, languissantes, immobiles et dégénèrent. Il s'y produit parfois un réveil bizarre et incohérent dans l'activité et les idées de suicide se transforment en actes : l'empoisonnement, l'hallucination, la persécution se traduisent par des faits.

Le cervelet serait le cœur du cerveau, comme le véritable cœur qui irrigue le poumon est le pivot de la vie organique. L'hypothèse pour séduisante qu'elle soit, n'est pas démontrée, mais elle permet de comprendre la marche, l'envahissement progressif du cerveau par la folie. Nous l'avons fait concorder avec les théories et les faits histologiques nouveaux, sur la cellule nerveuse (De Golji, Ramoùy Cazal); les régions extra-cérébrales de l'encéphale prises d'abord, réserves silencieuses de vie et d'activité, perturbées, propageraient de proche en proche leurs troubles. Les illusions sensorielles, les processus hallucinatoires ne seraient donc pas des phénomènes de début, bien que ce soient eux qui, généralement, appellent l'attention de l'entourage ou du patient. Il est rare que la cessation de perception du monde extérieur ait lieu à l'origine de la folie. Dans ces cas, aussi bien que dans ceux où l'excitation et la dépression ont précédé, les lobes cérébraux sont pris. Alors le sujet croit entendre des voix, des menaces ; il se trouble, s'excite, menace, croit se défendre, mais en attaquant ; c'est le persécuteur persécuté.

Les émotions psychiques prolongées, vives, subites, la contention d'esprit, le surmenage intellectuel et mental, épuisant l'énergie du cervelet, seraient des causes de folie débutant par l'excitation et la dépression.

IV

Symptomatologie de la folie.

Entre la raison et la folie se tiennent un grand nombre d'individus, qualifiés, ainsi que nous l'avons dit, d'excentriques, d'originaux, de toqués, êtres inoffensifs qu'on n'a nulle raison d'interner, et qui se peuvent soigner pour atténuer ou faire disparaître leurs vésanies. Il en est qui vont à la folie, tout doucement, insensiblement, sans que ni eux, ni leurs proches ne s'en doutent. J'excepterai ici les grands hommes, dégénérés supérieurs, épileptiques larvés ou réels qu'on a fait, non pas qu'ils soient indemnes toujours de folie réelle ou prochaine, mais parce qu'il règne encore trop d'incertitude à leur sujet, et trop de légendes circulent sur eux qui sont prises comme des vérités ! Les *toqués* se sont vus consacrer une brochure par Azam. Voici des exemples résumés : il en est de semblables au cas donné du professeur, poussé la nuit à tuer son fils : l'un jette son rasoir, de peur de se laisser aller à se couper le cou ; ou évite de passer les ponts, car il a l'impulsion de se jeter dans la rivière. D'autres ont des phobies diverses, sans être *neurasthéniques* — voir notre travail sur ce sujet — craignent les espaces, les foules, la mort... Il en est qui boivent, irrésistiblement poussés, ayant conscience et se cachant ; des jeunes filles boivent leur eau de cologne, d'autres recherchent l'éther, l'opium, la morphine, l'huile de naphte,...; d'autres racontent des histoires invraisemblables, à l'instar des hystériques, sans en avoir aucun symptôme, dans un désir immodéré de se faire valoir ; il en est qui se croient obligés de compter les escaliers, les barreaux des grilles, qu'ils voient ; d'autres nombrent les boutons des habits des personnes rencontrées, c'est une obsession, et Hector Malot dans « *Mère* » en décrit un cas ; certains veulent savoir l'insignifiant pourquoi de choses tout à fait vulgaires, pourquoi tel individu a telle canne,...; les malades ne veulent toucher tel objet ou ne le touchent qu'avec angoisse.

Jacques VI, roi d'Ecosse, fils de Marie Stuart, qui enceinte de lui avait vu tuer sous ses yeux son favori Botwehl, trembla toute sa vie à la vue d'une épée nue ; certaines odeurs, certains objets répugnent d'instinct.

Dans l'existence, ces gens paraissent normaux, sont parfois de remarquables hommes d'affaires, industriels, commerçants, médecins, avocats,...; ils cachent leurs manies, le hasard ou leur entourage, seuls, les révèlent.

La *nostalgie*, l'ennui non motivé loin du pays natal et qui disparaît de plus en plus, avec la facilité des voyages, est une névrose, une obsession, un déséquilibre. Le Midi fournit moins de nostalgiques que le Nord, cela tient au soleil et au bon vin qu'on y boit.

Le *suicide* ne se borne pas toujours à l'impulsion, mais se réalise aussi ; il a été souvent précédé des tendances dont nous avons déjà parlé. Il est certain que le pessimisme contemporain, le schopenpaupérisme, le mépris de la vie y poussent inconsidérément. On se tue aujourd'hui, parce que mal équilibrés, pour un rien ; on meurt en bloc : des familles entières s'asphyxient ou s'empoisonnent en chœur ; des amoureux contrariés se font passer ensemble de vie à trépas !.. Tout ce monde, dans la vie ordinaire, semble normal, sain de corps et d'esprit, et ce n'est qu'après l'événement, que l'entourage se rappelle les bizarries, les originalités... Il est bien temps !

LA FOLIE CONFIRMÉE.

L'homme sain sent, réagit, domine ses cellules nerveuses et en empêche les réactions désordonnées, son esprit n'est pas la dupe de son cœur, ses scrupules ou ses inquiétudes n'ont rien de disproportionné, son activité n'est pas involontaire et illimitée, ses mouvements sont coordonnés et en rapport avec les actes à accomplir, les cellules cérébrales excitées de même reproduisent les mêmes idées (mémoire) ; la circulation cérébrale saine se ralentit dans le sommeil et n'amène que rarement des rêves ou des cauchemars, et moins encore, l'individu ne les prend-il pas pour des réalités, ses organes fonctionnent bien ou dans tous les cas il ne s'en préoccupe pas outre mesure, n'est pas obsédé de l'idée de leurs lésions réelles ou imaginaires...

Que l'invidu ait tout ou partie de ces phénomènes pertubés, détruits, avec toutes leurs conséquences et nous avons un fou que l'on peut appeler *agité*, *déprimé*, ou *délirant tranquille*, avec des variations, des nuances qui en feront des subdivisions, avec *délire des grandeurs*, *folie du doute*, *délire des persécutions*, *phobies*,... dont les noms indiquent assez les caractères, mais que nous allons quand même préciser !

AGITÉS.

Les maniaques, les alcooliques, les paralytiques généraux au début, présentent souvent de l'excitation. La surcharge de force dont ils sont doués se traduit par des paroles, des vociférations, des actes, du bruit. Ils sont congestionnés, se meuvent sans cesse, les yeux brillants, la peau chaude, la tête brûlante et fébrile. La circulation générale et surtout cérébrale est considérablement suractivée, le cerveau est enfiévré.

DÉPRIMÉS.

Ici, les phénomènes inverses s'accusent non moins nettement; au contraire de l'agité, le patient est alangui, inerte, parle à peine ou à voix basse, est insensible au toucher, au contact, au choc même; il refuse le boire et le manger, et dépérit, la peau blême; le cerveau est mal irrigué, œdématié, poreux. Le malade craint l'empoisonnement, c'est pourquoi il ne veut pas se nourrir, et veut se suicider, en somme, en se privant de nourriture; à la longue il devient gâteux et irrémédiablement internable.

DÉLIRANTS TRANQUILLES.

Les hypochondriaques, les lypomamiaques, immuablement tristes, le sont souvent sans savoir pourquoi, d'autres font les contempteurs, leur état d'âme a des maux imaginaires. Les hallucinés, persécutés tranquilles, ne sont pas encore persécuteurs, il en est qui ne le deviendront jamais. Comme pour les précédents, l'asile, la maison de santé ne pressent nullement, si l'entourage est bon, dévoué au malheureux. Les malades sont inoffensifs, doux, maniaques et ne s'irritent point, si on ne les trouble pas trop violemment dans leurs habitudes. Cependant, il en est de *voyageurs* de *migrateurs* qui éprouvent sans cesse le besoin

de se déplacer, partant un beau matin sans qu'on
sache ce qu'ils sont devenus, faisant alors tous les
métiers jusqu'au jour où reprenant conscience,
misérables ils se font rapatrier ; leur manque de
papiers, leur identité qu'ils ne peuvent trouver,
les exposent à des aventures bizarres ou pénibles,
à être pris, condamnés comme espions ou voleurs.
(Ph. Tissié).

DÉLIRE DES PERSÉCUTIONS.

Il est très fréquent, souvent dangereux, ce délire
qui ne fait voir que des ennuis auprès de soi,
c'est l'hypertrophie du moi « de Ball », l'aliéné ne
pense qu'à lui, se croit menacé, et, persuadé qu'il
se défend, attaque, blesse, tue... Il en est qui
écrivent des mémoires interminables de plaintes
aux autorités, au Président de la République, aux
ministres demandant parfois des indemnités invraisemblables. — Selon la tendance individuelle,
l'éducation première ou le milieu social, ils se
croient persécutés par les démons, les sorciers,
les jésuites, les curés, les anarchistes.... On connaît des persécutés célèbres : Vergès, le prêtre
assassin de Mgr Sibour et dont l'exaltation avait
frappé Lasègue qu'il avait consulté quelques
jours avant le crime, le roi Louis de Bavière
noyant son médecin Von Gudden...

DÉLIRE DES GRANDEURS.

Certains fous se croient riches à millions, apparentés avec les plus grandes familles, rois ou envoyés de Dieu, Jésus-Christ, le Pape... Il en est de tranquilles, parlant par exemple de leur fortune énorme et qui répondent simplement, si on les interroge sur leur profession : je suis ouvrier cordonnier ! par exemple. En dehors de leur genre de folie, ils raisonnent parfois très bien. D'autres sont furieux, s'imaginant qu'on les veut dépouiller, ou empêcher de gouverner... Mis ensemble, chacun de ces fous raille ou méprise le voisin, croyant au rôle qu'il s'est assigné et refusant à son collègue en démence, le droit d'être ce qu'il se dit.

KLEPTOMANIE.

Il y a certes des voleurs qui volent pour voler, trouvant plus commode et moins fatigant que le travail, ce moyen de s'enrichir, mais il est aussi des gens n'ayant nul besoin de prendre le bien des autres, pouvant se l'offrir avec leur argent, et qui volent. Ce sont les *kleptomanes*. Les grands magasins ont développé cette folie, et les femmes surtout succombent ; certaines,—j'ai eu l'occasion de constater le fait — n'ont ces tentations morbides, qu'au moment de leurs époques. C'est une impulsion irrésistible, brusque, fatale ; dont la malade rougit aussitôt et regrette amèrement, même si elle n'a pas été prise *flagrante délicto*.

ONIOMANES.

Au lieu de prendre, ceux-ci achètent tout ce qu'ils voient, sans motif, sans besoin, et se ruinent.

PYROMANES.

Ce sont des sortes de barbares, de vandales, poussés par le génie de la destruction, qui apparaissent lors des Révolutions pour brûler, piller, détruire. A la campagne, ils mettent le feu aux maisons, aux récoltes. Souvent ce sont de jeunes enfants ou des jeunes filles que trouble la puberté !

ÉROTOMANES ET FÉTICHISTES.

Certains individus ne peuvent accomplir l'acte sexuel ou en avoir le désir, qu'en de certaines conditions, en pensant ou en ayant des objets déterminés, ce sont les *fétichistes*. D'autres, *exhibitionnistes*, ont besoin d'être en public, dans une église... Les *invertis* ont des mœurs anormales...

FOLIE DU DOUTE.

Comme toutes les folies précédentes, il y a bien des signes prémonitoires qui décèlent cette affection morbide. Le malade a, très jeune, des scrupules de conscience, craint toujours d'avoir commis des fautes, hésite avant d'agir, s'interroge sans cesse, ne voit que le mauvais côté des choses, est injuste et tyrannique pour son entourage. Les *pourquoi* et les *comment* les assaillent. Des jeunes filles se pénètrent de scrupules religieux exagérés.

DÉLIRE DU TOUCHER.

Les malheureux ont la peur du contact, la crainte de la malpropreté et nettoient sans cesse. On en trouve des cas purement neurasthéniques.

OBSESSIONS.

Le malade a une idée fixe, incessante, qu'il ressasse sans cesse, absolument incapable de penser à autre chose.

IMPULSIFS.

Nous en avons donné des cas, les tendances homicides sur les autres ou sur soi-même, Jack l'Eventreur, Vacher, rentrent dans ce cadre ; aussi, les kleptomanes, moins dangereux.

FOLIE MENSTRUELLE, HYSTÉRIQUE, MYSTIQUE, POLITIQUE, ORGUEILLEUSE...

Ces appellations sont assez significatives par elles-mêmes et rentrent, pour quelques-uns, dans des cas déjà mentionnés, aussi n'y insistons-nous pas.

V

Prophylaxie de la folie.

L'hygiène dès l'enfance, dès l'œuf, doit apparaître et s'ériger en souveraine. Dès la procréation, même si l'hérédité flagrante n'impose pas des précautions indispensables, il convient de *défendre la mère* contre les fatigues, les émotions, qui l'affaiblissent elle-même, réagiraient sur le produit de la conception. La nature du père est-elle névropathique, vésanique, combien plus prudente encore, serait la conduite à suivre... ne conviendrait il pas d'éloigner la mère de son conjoint, n'est-ce pas de ce moment que commence la contagion, ensuite prise pour de l'hérédité ? Ne cite-t-on pas des cas de perception de la mère enceinte se transmettant à l'enfant ; tel, le cas de Jack VI d'Ecosse cité plus haut ; tel celui cité par H. Duport — *Une éducation de femme* — d'une lecture faite à haute voix et impressionnant sa femme enceinte, et la même lecture faite deux ans après et impressionnant l'enfant qui jouait, inconscient. La *psychiâtrie*, qui doit corriger nos aptitudes ou nos défauts mentaux, serait moins souvent désarmée, si elle tenait compte de ces données, des impressions de la mère dès la conception surtout.

Pour la nourrice, pour l'allaitement de l'enfant que faire ? La mère, si elle est sobre. calme et se surveille, devra nourrir ; mais si elle ne peut, faute de lait ou parce que la vie de la mère est affolante et affolée, il faudra une nourrice saine, robuste, pas nerveuse, pas alcoolique surtout ; l'alcool ingéré par celle qui allaite, passant, comme on le sait depuis longtemps, dans le lait et par suite chez le nourrisson.

Mais, généralement, l'enfant né de parents nerveux, vit dans les mêmes conditions d'existence, respire cette atmosphère de nervosisme qui s'accroît parfois par son fait : un enfant n'est-il pas une cause d'inquiétudes, d'ennuis, de dépenses... Les ascendants qui avaient acquis un certain degré névropathique, dans l'état actuel de la société si nerveuse elle-même, à vie si précaire et si mouvementée, augmentent encore ainsi leur nervosisme et contagionnent de plus en plus l'enfant prédisposé. Des arrêts de développement peuvent survenir pendant la gestation, par traumatismes physiques ou moraux — ne sait-on pas que des œufs agités pendant la couvée, soumis à des chocs, donnent des monstres (Dareste) — d'où, des déformations, des malformations du crâne et l'idiotie totale ou partielle. Pour ceux-ci, une orthopédie mentale spéciale a parfois amélioré leur état.

Les altérations pathologiques du système nerveux ne sont pas toujours aussi palpables ; elles peuvent être longtemps latentes, c'est le cas de la folie, aussi n'est-on jamais trop investigateur, au moindre doute, dans l'interrogatoire à faire subir aux patients. Les états cérébraux peuvent aussi dépendre des diathèses héritées ou acquises, la syphilis, notamment affaiblit considérablement. On traitera les lésions apparentes, on fortifiera le terrain par des glycérophosphates, des bromures, de la coca, des ferrugineux..., mais donnés avec surveillance et prudemment suivis. L'alimentation devra s'inspirer des règles que nous formulons au traitement.

L'hérédité ou la contagion infantile étant élucidées, n'existant pas, par exemple, voyons comment on élève actuellement l'enfant avec la concurrence vitale trop intense de notre époque et malgré la vulgarisation des notions d'hygiène et de diététique.

Dès sa naissance parfois, mais presque toujours au bout de quelques semaines ou de quelques jours, l'enfant est mal nourri, trop ou trop peu, des aliments impropres, trop de viande ou trop de soupe, pas assez de lait. Il devient alors débile, maladif.

Bientôt on l'éduque mal, on en fait parfois un enfant phénomène, on l'exhibe en soirée, paré, pimpant, glorifié, on s'extasie devant lui. ou bien

il est confié aux domestiques et élevé à la grâce
de Dieu ; on continue de le nourrir au plus
mal, avec des mets lourds, indigestes, en le lais-
sant parfois boire un reste de vin, d'alcool « dans
le verre à papa ». Puis il va à l'école. L'instruction est aujourd'hui immense, mal faite, sans intérêt, rapide. L'enfant doit se gaver de connaissances
que pas plus que sa nourriture, il ne digère ni ne
s'assimile. On fait du psittacisme, on le bourre de
mots, on lui enlève son initiative et son jugement.
C'est le principe d'autorité érigé en souverain.
Comme je le dis en l'*Esprit scientifique contemporain* : « on coule toutes les intelligences dans le
même moule.., moule uniforme de médiocrité..»;
tant mieux pour les cerveaux qui ont l'air de tout
assimiler, tant pis pour ceux qui peinent, restent
huit, dix, douze, quinze, vingt, ou même trente
ans — pour les injustes concours ! — à pâlir sur
des livres, sur de la théorie, qui les rend impropres à tout, dans le domaine du corps et de l'esprit, qui les prépare merveilleusement à la
folie ! O cruelle ironie, en leurs jeunes années,
au lieu de jouer, de courir, de crier, il doivent
apprendre la description des jeux et des institu-
tions gymnastiques chez les Grecs. Je sais bien
qu'on a créé des lendits, des concours, des sports,
mais à qui servent-ils, à ceux qui déjà y excellent
et généralement sont impropres aux autres concours, sinon adieu les sports et de se préparer à
briller en des exercices mnémoniques qui doivent

assurer le succès au lycée X sur le lycée Y. Et les jeunes filles l'espoir et les créatrices des races futures, d'être soumises au même régime !

On se spécialise, il faut se spécialiser pour arriver. Sait-on bien dans le domaine qui nous occupe, ce que cela veut dire ? Cela signifie que le cerveau sera constamment soumis au même labeur, à la même irritation encéphalique, sans trêve, ni repos, qu'une région cérébrale travaillera seule, s'hypertrophiant en lésant, atrophiant les voisinages (loi du balancement organique de Cuvier). Et il le faut, pour le public et les confrères. Et cela est tellement vrai qu'à moins de s'imposer réellement, extraordinairement, il suffit de se délasser en faisant un autre travail que celui habituel, ayant donné quelque réputation à son auteur pour que l'on nie immédiatement tout mérite quotidien, comme au labeur accidentel ! Il est défendu de se distraire sainement, manifestement, en sortant de son sillon, de son ornière. Les esprits faibles — et combien nombreux, si merveilleusement préparés d'ailleurs — y restent et sombrent dans la médiocrité ou la folie !

La nature de la profession vient encore exercer son influence : la soif du gain, la concurrence excessive, les insuccès, les échecs, les soucis, les craintes et l'anxiété continuelle, conduisent fatalement au surmenage, et comme conséquence à la dégénérescence ; le corps et l'esprit, à ces fatigues multiples s'affaiblissent. Le sommeil ne vient peu ou point réparer la fatigue des efforts, il est nul ou agité.

Les professions libérales si encombrées contribuent au surmenage, le produisent le plus souvent — et elles fournissent encore, malgré l'alcoolisme, abus de mauvais alcool, qui sévit sur l'ouvrier, le plus fort contingent de déséquilibrés nerveux et mentaux, internés ou non. Une partie du système nerveux travaille seule, alors que le reste est immobilisé, s'atrophie ou se perturbe.

Les travaux intellectuels exigent une nourriture saine et fortifiante, prise lentement, bien digérée, pas trop azotée, pas trop carnivore. Au lieu de cela, le cérébral mange beaucoup et rapidement, tant qu'il a un appareil digestif convenable et non encore déséquilibré. Le travailleur manuel mange souvent peu et mal, et de ce fait, se prépare aussi au nervosisme. Si la fatigue corporelle est trop forte ou trop faible, des ptomaïnes, poisons sécrétés par l'organisme, s'accumulent, circulent avec le sang et intoxiquent le cerveau et l'économie.

Si les patients cherchent en même temps un narcotique, un excitant dans les substances inébriantes (alcool, tabac, opium, haschich...), ils trouvent momentanément, l'oubli pour les infortunés, le calme pour les excités, la force et l'énergie pour les défaillants... *mais la folie bientôt.*

L'homme contemporain est un martyr, et cependant meilleur que l'homme du passé, quoi qu'on

en puisse dire ; détraqué, il obéit encore généralement aux règles de son instruction première,
aux lois... ; ses vices, à de rares exceptions près,
n'ont pas l'intensité, la monstruosité d'autrefois...
Dans l'océan de la vie, entre des écueils invisibles,
à force de volonté et d'intelligence, le nageur ne
sombre pas souvent... en la maison de santé, (la
maison d'aliénés j'entends, avec la loi de 1838 qui
souvent l'inutilise et le finit).

La vie est anormale, monstrueuse et le devient
de plus en plus, surtout pour les classes dirigean-
tes. Aussi faudrait-il la changer complètement,
mais remonte-t-on un courant, un torrent même
pourrait-on dire ? Le concours, un leurre pour
tous, surtout pour les sérieuses intelligences —
nous envahit et nous submerge ; ils enlisent et
avilissent les corps et les âmes, et au lieu de les
supprimer, le balayeur des rues concourt ; et
comme toujours, on demande toutes sortes d'inu-
tilités... ; le titre acquis ,donné plutôt, l'individu
n'est nullement apte à en profiter et ne tire de lui
que son prestige.

Et le flot de la folie monte toujours : l'alcoolisme
y aide, mais non dans les proportions qu'on lui
attribue, en cachant la réalité trop sombre !

Ce chapitre de prophylaxie, inutile dans le pré-
sent, servira peut-être aux générations futures.
Décimées, amoindries, détruites ou simplement
menacées par des races noires ou jaunes — l'his-
toire nous montre toujours les inversions venues

d'Orient — elles se décideront peut-être à se faire des muscles et du sang, à modérer leurs nerfs, et à dépeupler les maisons de santé qui se multiplient de plus en plus !

Cependant, on peut d'ores et déjà indiquer quelques précautions relativement faciles à prendre chez les enfants. Il faut contrarier l'hérédité et la contagion infantile par un milieu favorable, une bonne éducation, retarder ou empêcher les désordres mentaux. Les enfants ne doivent pas être gâtés en général, et moins encore ceux ci que les autres, il faut être énergique, sans violence ni brutalité. Dès que l'on remarque la moindre disposition vicieuse de l'esprit et du cœur, la redresser, l'annihiler, il ne faut pas laisser céder les enfants à leurs impulsions, à leurs colères, à leurs volontés. On évitera devant eux les discussions passionnées, politiques, ou religieuses. On créera une atmosphère froide ou modérée, très calme, forcément sédative par la régularité et l'harmonie des habitudes. Le séjour à la campagne, de bons exemples, de bons esprits, réussiront peu à peu à les amender. On évitera de leur montrer des névrosés et des fous dont la vue serait contagieuse.

On les surveillera surtout à l'âge de la puberté, au point de vue des mœurs, des habitudes, des idées, des vêtements. L'internat est le plus souvent néfaste, ce qui est aujourd'hui universellement reconnu et en fait diminuer les victimes dans nos lycées. La jeune fille devient souvent romanesque, rêveuse, exagérant ses sensations, et devrait être confessée, conseillée, modérée par sa mère, une sœur aînée, ne pas être laissée seule,.. Mariée, il faut une vie calme avec peu de fêtes, de fleurs, de parfums énervants.. qui hâtent, ou provoquent la nervosité, les rides....

Les enfants, au crâne malformé, à fièvre typhoïde antérieure, qui recherchent l'isolement, qui sont naturellement querelleurs, taciturnes, méchants pour les animaux, qui ont des idées bizarres... ont des tendances à devenir des persécutés. Plus encore, pour ceux à face déviée strabiques, bègues, affligés de tics ou de dents mal plantées, à voûte palatine profonde, à pieds bots, à difformités génitales,.. et que souvent des habitudes solitaires préparent davantage à l'internement définitif.

Il faudra, pour ces derniers surtout, pour tous les prédisposés en général, renoncer aux professions libérales; est-ce que l'agriculture et l'industrie n'offrent pas encore, chez nous ou aux colonies, même surtout aux ouvriers manuels, de vastes débouchés ?

L'isolement est généralement mauvais pour l'adulte, aussi les célibataires et les veufs fournissent plus d'aliénés que les gens mariés. C'est un argument de plus en faveur du mariage et que l'on reproche de devenir rare et à offrir contre la dépopulation et... pour la prophylaxie de la folie!

VI

Traitement

SUPPRESSION DES CAUSES.

Le malade a consulté, le diagnostic est fait, il est fou. Faut-il le faire enfermer? Tous les aliénistes répondent affirmativement; c'est une exagération, comme toutes les idées systématiques. Si le fou n'est pas dangereux, n'a pas encore eu la moindre velléité menaçante pour lui ou les autres, à quoi bon l'isoler ou le faire vivre avec de plus malades que lui? J'entends bien que la sortie du milieu qui l'a rendu fou, ou bien où il l'est devenu, ne pourra être que très bonne, mais les voyages, les déplacements, la distraction pourront parfois satisfaire aux mêmes desiderata. S'il s'agit de surmenage intellectuel et mental, on supprimera les causes. On raisonnera le patient qui a encore de la lucidité, qui la possède parfois, sauf quand on le met sur son idée fixe, son obsession, sa conception délirante. J'ai eu l'occasion d'observer, en province, en 1890,

une folle qu'on m'avait signalée comme possé-
dée du démon et dont cependant, sous prétexte
d'hystérie, l'exorcisation avait été défendue par
l'évêque ; il ne s'agissait, d'ailleurs, que d'une
aliénée chez laquelle on évoquait facilement une
seconde personnalité, un état où elle parlait
et agissait comme aurait agi le démon, d'après la
conception qu'elle s'en faisait ! A l'état normal,
c'était une brave paysanne, travailleuse des
champs et d'esprit borné. L'obsédé ne l'est pas
d'une façon continue et si l'on sait éloigner son
idée fixe, le distraire, ne lui en jamais parler,
on arrivera à l'amortir et à l'annihiler.

Tout est à surveiller dans le traitement peu mé-
dicamenteux, mais surtout moral, intellectuel et
physique, du dément.

ALIMENTATION.

L'alimentation joue un très grand rôle, ainsi
que l'a démontré le Dr Kovalesky, de Kharkoff,
après Pinel et Kheil. Il faut une bonne alimentation, suffisante et rationnelle. L'organisme, souvent épuisé, a besoin de se refaire. La viande de
bœuf, l'une des substances les plus nutritives,
irrite le système nerveux, augmente la force
musculaire au dynamomètre, stimule l'activité
intellectuelle : d'où l'indication de la refuser aux
excités, aux enfants nerveux, aux personnes né-

vrosées, et de la donner aux déprimés, aux tris- tes ; la viande râpée crue, le bouillon américain, la poudre et les jus de viande seront donc don- nés aux lypémaniaques, aux hypocondriaques inertes. La viande de gibier (chevreuil, sanglier, lièvre, outarde), est plus excitante encore et dan- gereuse pour les goutteux. Les muscles de bœufs travaillant modérément, ou de bœufs au repos, sont très favorables à l'alimentation. Les peptones complétés de graisses et de pain dans du bouillon gras, du vin, les poudres de viande, conviennent bien aux aliénés affaiblis et s'ils refusent de les prendre, on doit arriver au gavage. Les œufs ne sont pas toujours bien digérés. Le lait, si préco- nisé, a souvent réussi dans la neurasthénie, l'hys- térie, les pathophobies, les formes légères de lypémanie, entées sur un terrain anémique, mais on le complète parfois de légumes, de graisse, d'un peu de viande. Le lait doit être pris progres- sivement, très peu d'abord, le malade ne l'aimant ou ne le supportant pas, on l'additionne alors d'un peu de rhum, de cognac, de sel, de bicar- bonate de soude, selon les individus.

Les végétaux, les pois, les lentilles, les haricots et les fèves, plus protéiques que la viande, l'albu- mine végétale ou légumine phosphorée, peuvent comme la viande, maintenir le cerveau et les mus- cles en bon état. Les fruits, les raisins surtout, sont très utiles dans la convalescence de toutes les névroses et psychoses et surtout dans la lypémanie (Kowalewsky). Les condiments doivent être très modérément donnés.

Le régime sera particulièrement varié pour les dégénérés à névroses, névro-psychoses et psychoses. Les pathophobies, les obsessions, les impulsions, la pyromanie, la dipsomanie, la morphinomanie, la kleptomanie, l'anxiété précordiale, les folies circulaire, primaire, à deux..., doivent, selon les individus, le degré d'excitation et d'inertie, recevoir une alimentation réglée d'après les principes précédents, mais toujours variée et suffisante. L'alimentation buccale, rectale, forcée, varie donc aussi selon le mode d'ingestion. Il ne convient pas d'agir trop vite sur le malade qui refuse la nourriture, on sait combien le jeûne peut être toléré relativement longtemps, et le dément, un lypémaniaque en général, mangeant souvent de lui-même au bout de trois ou quatre jours.

Les *liquides* doivent compléter l'alimentation, mais il faut en user avec sagacité. Le vin, le bon vin naturel convient dans la lypémanie, l'imbécillité, la démence et l'hypocondrie. La bière procure parfois un bon sommeil aux excités maniaques. Le café, le thé, l'alcool, donnés à petites doses, peuvent être des stimulants utiles. S'il s'agit de dipsomanes, il ne convient pas de leur supprimer brusquement et totalement l'alcool, mais peu à peu ; il en est de même pour leur fatal poison, des morphinomanes. Le tabac serait plus dangereux, un poison plus violent que l'alcool, même à petites doses de part et d'autre, pour les névropathes et les aliénés. « Il est surtout dangereux pour les jeunes gens entachés d'hérédité morbide. Le professeur Venturi pense que l'habitude de priser est un signe incontestable d'affaiblissement intellectuel, parce que dans les maisons des aliénés, on la constate surtout chez les malades incurables. (Prof. Kowalewsky. »

VÊTEMENTS.

Les *habits des aliénés* doivent être propres, conformes à leur situation afin de ne pas insister sur leur déchéance ; perméables, laisser circuler l'air, la lumière, la chaleur, tout en maintenant au corps son calorique et son électricité. La coiffure actuelle de la femme prédispose à l'hyperémie du cerveau, tient les cheveux humides et chauds et les fait tomber. Le corset trop serré en empêchant la circulation thoracique et abdominale fait affluer le sang au cerveau.

ÉLECTROTHÉRAPIE.

L'électrothérapie est très employée en Russie depuis longtemps. Le Dr Kovalewsky, professeur des maladies mentales et nerveuses à l'Université de Karkoff, que nous avons maintes fois cité, s'y étend longuement en son *Hygiène et Traitement des maladies mentales et nerveuses*. Il peut paraître intéressé ou seulement systématique de la part d'un spécialiste de trop insister sur le mode habituel de traitement qu'il préfère, aussi, malgré la compétence qu'on lui reconnaît habituellement dans le domaine électrothérapique, l'auteur veut-il surtout se borner à suivre Kovalewsky, avec lequel il est absolument d'accord ; il ajoutera cependant que lui-même a constaté des effets curatifs et sédatifs de l'électricité, réellement merveilleux, dans certaines psychoses. Il a vu notamment des déments agités, s'endormir sous la douche cérébro-statique ou *franklinisation* ; des excités se calmer par crainte de la *faradisation*, des lypémaniaques trouvant de l'énergie dans la *galvanisation* ; ce sont en effet les trois modes courants d'électrisation. On a vu dans l'étude des localisations cérébrales, les services rendus par l'électricité; ils ne sont pas moindres en thérapeutique.

Les *courants continus* sur la tête, doivent être faibles et progressifs ; la galvanisation longitudinale produit moins le vertige que la transversale, l'oblique est intermédiaire. La sédation, le calme sont la règle dans les cas d'excitation émotive du crâne et des nerfs crâniens dans les céphalalgies, les migraines, les prosopalgies provenant d'anémie. L'action est vaso-motrice et directe. La galvanisation cérébrale agit salutairement dans la chorée, la paralysie agitante, l'hystérie et l'épi lepsie, contre la céphalalgie hystérique notamment, cas où la franklinisation est meilleure.

« La galvanisation cérébrale, dit toujours Kovalewsky qui cite maints auteurs — est très utile dans les névroses et les psychoses, telles que la neurasthénie (Hugues, Althaus), la période prémonitoire de la paralysie progressive (Arndt, Hitzig et Schüle), la lypémanie, la manie., (Schüle, Tiggas, Von Heyden, Vigleswort et autres). » L'hypochondrie avec excitation a souvent cédé. Dans les cas de foyers hémorrhagiques pour résorber l'épanchement et, dès la première période, on a de très bons résultats (R. Remak, Onimus, Benedikt, Erb, Althaus) ; on applique alors sur le crâne de larges électrodes, de façon à comprendre le foyer supposé.

Au Congrès des *Aliénistes et Neurologistes des pays de langue française* à Bordeaux en 1895, j'ai préconisé, contre la neurasthénie à certaines psychoses, en plus de la Franklinisation, la galvanisation cérébrale de la façon suivante : dans les cas de dépression et pour tonifier le patient, j'applique le pôle négatif, qui est irritatif, hypertrophique, par une large électrode sur la région frontale ; le pôle positif, petit, sur la nuque ; en cas d'excitation, je procède inversement, le pôle positif vient sur le front *et vice versâ*.

La durée et l'intensité des séances seront courtes et progressives (trois minutes et dix milli-ampères), sauf pour la céphalalgie et l'insomnie où la

durée peut et doit atteindre 10 minutes au moins ;
on cesse d'ailleurs dès que le moindre vertige ap-
paraît.

Contre les troubles des membres ou des fonctions, Kovalewsky, Brenner, Mœbius, Althaus,
font de la galvanisation spinale, ainsi cèdent les
anesthésies, les paresthésies, les paralysies de la
vessie et du rectum, l'aménorrhée...

Dans les névroses générales et dans certaines
psychoses, l'hypochondrie par exemple, on fait de
la galvanisation générale : les pieds du patient
sont placés sur un banc recouvert d'une feuille de
cuivre et reliée à l'électrode, et loin ; l'électrode,
ou la main du médecin est promenée sur toutes
les parties du corps, de 5 à 45 minutes.

La *faradisation* répond à certains cas, paralysies,
contractures, hyperesthésies, anesthésies,... La
brosse, le balai électrique ont, chez les hémiplé-
giques, les anesthésiques, les déprimés avec stu-
peur lypémaniaque, aidé à régénérer l'écorce
cérébrale (Vulpian, Grasset, Merklin, Benedikt,
Arndt, Kumpf, Niemeyer, Loewenfeld, Kovalewsky,..)

La *franklinisation*, connue depuis le XVIIIᵉ siècle
avec Marat, Nollet, Berthollon, Sans,... continue
ses succès dans la thérapeutique nerveuse et mentale : Charcot l'a remise en honneur en France.
Les *bains*, le *souffle*, le *vent* ou *gerbe*, le *frottement*,
les *étincelles*, répondent à des indications variées, à
produire le calme ou la tonicité,.. La douche céré-

bro-statique positive et le bain négatif combinés réussissent très bien contre l'excitation et l'insomnie, quelles qu'en soient les causes et j'en ai publié de nombreux cas, soit au Congrès de Bordeaux déjà cité, soit au premier Congrès de *Neurologie, de Psychiâtrie, d'Hypnologie et d'Electricité Médicale*, à Bruxelles, en 1897...

AIMANTATION.

Les aimants, courants solénoïdiques d'Ampère dont se rapproche l'actuelle haute fréquence, ont été préconisés par Babinski, Luys, contre certaines névroses et psychoses. Les succès sont encore discutables et discutés. Les vieux auteurs disent merveille des aimants. Ce serait une étude à reprendre avec nos actuels moyens d'investigation et surtout la facilité que l'on a d'avoir des aimants de toutes forces, surtout les électro-aimants avec les courants électriques qui les produisent instantanément.

On entoure la tête des déments, selon différents sens, de couronnes aimantées, qu'on peut laisser très longtemps tout en les surveillant.

HYDROTHÉRAPIE.

L'eau est également un agent précieux pour la cure de la folie : chaude, froide,.. en bains, en douche, en pluie,... Longtemps ce fut le seul

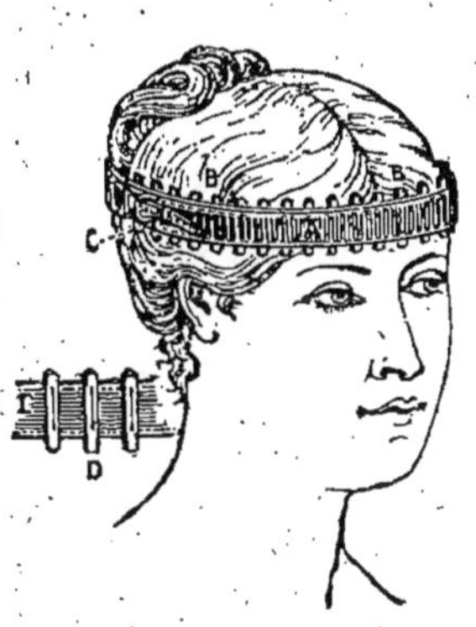
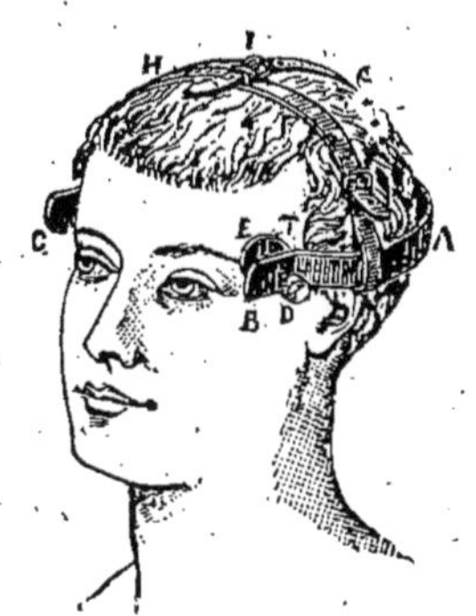
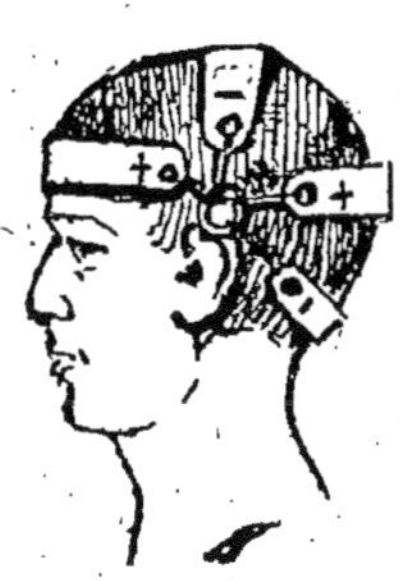

moyen de traitement de la démence dans les asiles, ce l'est encore le plus souvent, car un infirmier peut en faire plus facilement l'application thérapeutique que pour l'électricité, encore que celle-ci lui soit aussi souvent confiée, même dans les hôpitaux ! Le bain froid ralentit les mouvements du cerveau, tonifie ; le bain chaud les excite mais calme à la longue. L'eau froide accélère les combustions. Les frictions, les douches, les compresses locales ont aussi leur utilité. Le bain chaud est le plus employé, on peut le rendre faradique et le donner dans la lypémanie passive. Les douches froides avec frictions sont indiquées dans la démence consécutive à la manie, la folie primaire... La douche faradique combat les zones hystérogènes. Les bains de lac, de rivière, de mer... sont également, à volonté, selon la durée et les individus, des calmants ou des excitants.

AIR ATMOSPHÉRIQUE ET ALTITUDES.

L'air de la mer ou des montagnes, très ozoné le plus souvent, peut convenir à la lypémanie active, à l'hypochondrie, aux formes légères de l'hystérie, aux dégénérés, aux alcooliques chroniques. Pour ces derniers, la montagne et 2.000 mètres d'altitude conviendraient très bien. Le climat des steppes équilibre la nutrition nerveuse chez les lypémaniaques et les hypochondriaques, agités, les maniaques, les paralytiques généraux, les neurasthéniques avec excitation, les hystériques, les épileptiques.

KINÉSITHÉRAPIE.

L'exercice est actif ou passif ; le dément se meut, se promène ; ou on le masse, on le soumet à la vibrothérapie, on le faradise. Les jeux, la canne, l'escrime, la natation conviennent aux dégénérés, aux tristes, aux surmenés.

MÉDICAMENTS.

La saignée peut combattre la congestion cérébrale, de même que les applications de glace sur la tête. La révulsion sur la peau, par les douches, les vésicatoires, la thermo ou la galvano-caustique, peut rendre des services.

Tous les médicaments, selon les phénomènes, peuvent avoir leur indication dans le traitement des diverses espèces de folie, pour exciter ou calmer, pour fortifier, pour agir sur les affections concomitantes : sels de fer, glycérophosphates, coca, quinine, valériane, bromures, iodures, strychnine, phosphore, camphre, chanvre indien, mercure, narcotiques, hypnotiques.

PSYCHOTHÉRAPIE.

A propos de la prophylaxie, nous avons indiqué quelques règles que nous ne répéterons pas ;

elles s'appliquent aussi à la folie confirmée;
elles peuvent rendre de grands services dans
toutes les maladies ; elles reviennent à ceci, rai-
sonner doucement, patiemment, sympathiquement,
le malade, gagner sa confiance. L'instruction et
l'éducation peuvent être tentées à tout âge, au
moins partiellement. Il faut capter la confiance
par des soins attentifs et bienveillants. Ainsi,
dans certains cas, empêchera-t-on l'évolution
ultérieure. Ce n'est pas de la suggestion hypno-
tique, on l'a — pour quelques succès — maintes fois essayé en vain, le dément ne peut prê-
ter une attention suffisamment longue pour que
le sommeil provoqué se produise chez lui. Il
faut affirmer catégoriquement à l'aliéné qu'il
est malade, très malade et doit se soumettre ri-
goureusement aux prescriptions. Il ne faut pas
presser le patient de se confesser, mais gagner
son esprit, son amitié; il dira, à son heure, ce
qu'il éprouve ; ne pas rire de lui surtout, ce
qui est indigne du médecin, aussi bien que l'exhi-
bition, par celui-ci, des pauvres délirants qui
s'imaginent être rois ou empereurs. Il faut un
véritable tact pour écouter le malade ; mais au
malade déjà un peu conscient, convalescent, on
donnera de bonnes paroles, des conseils toniques,
afin d'augmenter les efforts pour guérir et se-
conder ceux du médecin. L'aliéniste, disait Ri-
chardson, doit avoir des vues larges sur l'humanité, une intelligence élevée et absolument nor-

mâle une pleine possession de soi-même, de la charité, de l'attention et de l'observation, un courage éprouvé, une activité dévorante, de l'à-propos, une patience et une honnêteté à toute épreuve, un grand amour de son art et de ses malades.

Le *travail*, le *spectacle*, la *musique*, la *lecture*, l'*enseignement intellectuel ou professionnel*, ont été conseillés et appliqués avec des succès divers. Tout est bon pour ramener l'équilibre dans un organisme détérioré; c'est une question de doigté, d'études.

Au summum de la période délirante, les malades doivent plutôt s'occuper de travaux écrits exigeant plus de précision dans la pensée, et de lecture, qu'aux périodes terminales. On peut utiliser les bonnes habitudes des malades, habitudes plutôt conservées dans les affections chroniques que dans les maladies aiguës, pour les guérir ou les améliorer, les bien servir à table, les bien habiller, pour qu'ils restent ordonnés et propres; quant aux mauvaises, il faut tâcher de les faire disparaître.

Le traitement libre ou no-restreint, préconisé par Griesinger, Westphal, Zantwen, Everts, Gubert, Magnan..., bannit tous les moyens de contrainte (garottage, réclusion, camisoles de force gants). Conolly exige même une pleine liberté d'action pour les aliénés, dans une cellule isolée, ce qui oblige les gardiens à lutter pour les faire

boire, manger, laver et les rend parfois intraita-
bles, n'ayant plus aucune crainte. On est loin,
dans tous les cas, des mesures arbitraires et dé-
pressives d'antan, qui plaçaient l'homme dément
au-dessous de la bête.

Un hamac solide peut enfermer la dément à
idées de suicide, et si le hamac oscille, les balan-
cements le calment et l'endorment, que ce soit le
restreint ou le no-restreint, plus encore dans ce
second cas, il faut une surveillance de tous les
instants : la nationalité rend aussi le dément plus
ou moins traitable; les gens du Nord sont plus
calmes que ceux du Midi. Quoi qu'il en soit, le
malade traité se relève en sa propre estime, tend
son reste de volonté pour guérir. Ah ! si l'on vou-
lait s'occuper sérieusement et à temps des fous,
comme on en guérirait qui deviennent incurables!
Croire *a priori* à l'incurabilité d'un malade est anti-
scientifique, immoral et criminel: le malade s'af-
faisse, se laisse aller et n'est plus alors soigné ni
par le médecin, ni par les subalternes.

Le malade guéri, peut-il se marier ?

Grave question ! Certains aliénistes voudraient
même qu'on défendit le mariage aux individus à
système nerveux ébranlé.

Empêcherait-on pour cela les enfants illégi-
times ? Tous les médecins qui proposent des mesures restrictives du mariage, déjà peu en honneur,
devraient bien penser au sort des enfants naturels
qu'ils veulent multiplier. Et puis, n'est-ce pas dire

au malade, ce qui est rien moins que démontré, que sa progéniture sera forcément déséquilibrée comme lui ; que d'exceptions j'ai constaté à cette règle !

Les lettres, les entrevues, les visites, doivent être rares et surveillées. Le séjour dans les asiles qui soustrait le patient à sa vie névropathique est souvent excellent, mais il ne faut pas l'écouter toujours, quand il en veut partir, et j'ai vu des malades ainsi enlevés par la famille qui les croyait guéris, retomber définitivement et devenir incurables !

Le traitement peut encore se faire dans les familles, non dans celle des aliénés, mais chez des nourriciers spéciaux, loin des leurs, loin de leurs habitudes, en travaillant physiquement. Ce moyen à la portée des plus pauvres, donne les meilleurs résultats curatifs et financiers. J'ai vu les colonies de Gheel et de Lierneux ; j'ai admiré tous ces travailleurs bien propres qui ont transformé des pays pauvres, incultes, surtout Gheel, en des contrées prospères, où, ce qui est mieux encore, ils se guérissent ; ils coûtent ainsi très peu à l'Etat. En France, à Prémontré (Aisne), à Clermont (Oise), j'ai vu appliquer un régime différent, à résultats moins bons pour les malades, mais d'un bon rendement agricole et économique pour l'Etat ou le département ; de vastes terrains, des fermes sont exploités par cette main d'œuvre qui ne coûte rien, et moralise, et calme les malheureux déments.

CHIRURGIE.

On a encore essayé la *chirurgie du cerveau*, la trépanation, des enlèvements de fragments d'écorce, excisé la dure mère... (Burckard, Shaw et Busoy; Harcley, Prengrueber.,) et on a publié des guérisons.

VII

Pronostic

La folie guérit souvent, d'autant plus facilement
que le sujet est jeune, qu'il est féminin, qu'un
seul choc a déterminé l'excès aigü, que les cir-
constances ayant produit la maladie ont disparu,
que persiste le goût du travail surtout intellectuel, que la guérison, en certains cas n'a pas été
trop rapide, que le sommeil revient et que disparaît l'excitation nocturne, que la maladie est
plus récente et a été soignée de suite, que les
symptômes sont moins graves et moins compli-
qués d'autres lésions. En général, dit Luys, les
accès généralisés de manie ou de mélancolie sont
curables; et les folies partielles, persistantes et
incurables. Si l'incubation a été longue, les chan-
ces de guérison sont moins grandes. Le retour de
la santé physique sans amélioration correspondante du moral est également un mauvais signe.

— Quoi qu'il en soit, il ressort de cet exposé
des travaux des professeurs Kovalewsky Richard-
son, Shvovziff, de cette brochure, enfin, que la
folie prise à temps et bien soignée, le malade connaissant sa folie, et la regardant en face, par ce
que la sachant curable, guérirait beaucoup plus
souvent, presque toujours, oserai-je ajouter !

5

TABLE DES MATIÈRES

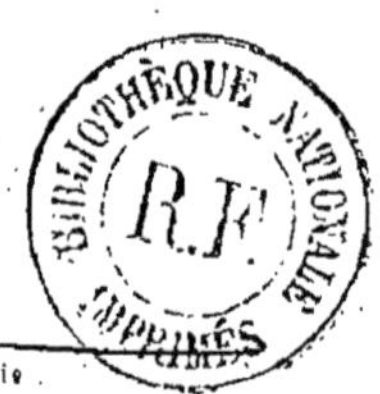

Châteauroux. — Imp. P. Langlois et Cie